FACULTÉ DE MÉDECINE DE PARIS.   N° 255.

THÈSE

POUR

LE DOCTORAT EN MÉDECINE,

Présentée et soutenue le 24 novembre 1842,

Par PIERRE LABRUNIE,

de Saint-Foix-la-Grande (Gironde),

Bachelier ès lettres, Bachelier ès sciences, ex-Élève des hôpitaux.

I. — Établir le diagnostic et faire connaître le traitement de l'acné sebacea.

II. — Dans quel sens et comment surviennent les luxations de la rotule? Quels en sont les signes et le traitement?

III. — Comment les globules du sang des mammifères, des oiseaux, des reptiles et des poissons, se comportent-ils sous le microscope avec l'eau pure, l'eau salée ou sucrée, l'acide acétique, l'ammoniaque, l'acide nitrique et le carbonate de soude?

IV. — Établir s'il existe quelque rapport entre la concordance des caractères botaniques et les propriétés médicales des végétaux.

(Le Candidat répondra aux questions qui lui seront faites sur les diverses parties de l'enseignement médical.)

PARIS.

IMPRIMERIE ET FONDERIE DE RIGNOUX,

IMPRIMEUR DE LA FACULTÉ DE MÉDECINE,

rue Monsieur-le-Prince, 29 *bis.*

1842

1842. — *Labrunie.*   1

FACULTÉ DE MÉDECINE DE PARIS.

Professeurs.

M. ORFILA, DOYEN.	MM.
Anatomie..........................	BRESCHET.
Physiologie........................	BÉRARD aîné.
Chimie médicale....................	ORFILA.
Physique médicale	PELLETAN.
Histoire naturelle médicale	RICHARD.
Pharmacie et chimie organique	DUMAS.
Hygiène............................	ROYER-COLLARD.
Pathologie chirurgicale.............	{ MARJOLIN. GERDY aîné.
Pathologie médicale	{ DUMÉRIL. PIORRY.
Anatomie pathologique..............	CRUVEILHIER.
Pathologie et thérapeutique générales.....	ANDRAL.
Opérations et appareils.............	BLANDIN, Examinateur.
Thérapeutique et matière médicale.......	TROUSSEAU.
Médecine légale....................	ADELON.
Accouchements, maladies des femmes en couche et des enfants nouveau-nés......	MOREAU.
Clinique médicale..................	{ FOUQUIER, Président. CHOMEL. BOUILLAUD. ROSTAN.
Clinique chirurgicale...............	{ ROUX. J. CLOQUET. VELPEAU. A. BÉRARD.
Clinique d'accouchements	P. DUBOIS.

Agrégés en exercice.

MM. BARTH.	MM. LEGROUX.
BAUDRIMONT.	LENOIR.
CAZENAVE.	MAISSIAT.
CHASSAIGNAC.	MALGAIGNE.
COMBETTE.	MARTINS, Examinateur.
DENONVILLIERS, Examinateur.	MIALHE.
J. V. GERDY.	MONNERET.
GOURAUD.	NÉLATON.
HUGUIER.	NONAT.
LARREY.	SESTIER.

A MON PÈRE ET A MA MÈRE.

Témoignage de la plus vive reconnaissance.

A MA SOEUR.

Amitié qui ne finira qu'avec la vie.

A MON BEAU-FRÈRE, MON NEVEU,

MES PARENTS ET MES AMIS.

Dévouement et fraternité.

A M. LE PROFESSEUR FOUQUIER.

Veuillez agréer ce faible témoignage de ma reconnaissance pour les soins
généreux que vous m'avez prodigués.

P. LABRUNIE.

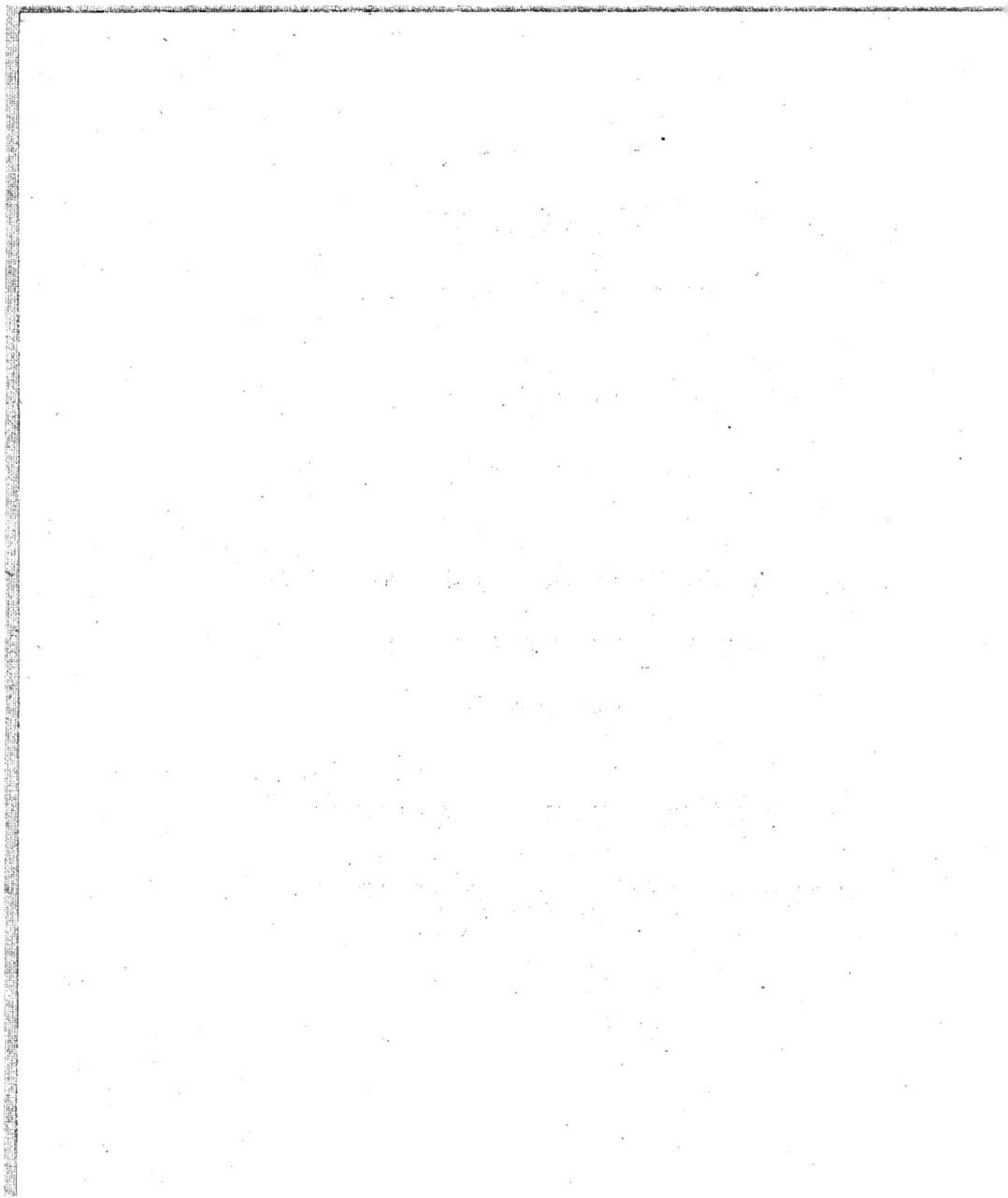

QUESTIONS

SUR

DIVERSES BRANCHES DES SCIENCES MÉDICALES.

I.

Établir le diagnostic et faire connaître le traitement de l'acné sebacea.

Le nom d'ἀκνη ou ἀκμη a été donné à cette maladie parce qu'elle affecte le plus souvent la jeunesse. Galien, Aétius, Sauge et Willan, adoptèrent cette dénomination, qui plus tard fut admise par Biett.

L'acné est une affection de la peau, qui paraît avoir son siége dans les follicules sébacés : elle sévit ordinairement sur la jeunesse; les deux sexes y sont également sujets; l'enfance et la vieillesse en sont rarement atteintes.

Willan en distingue trois espèces : l'acné simplex, l'acné indurata, l'acné rosacea; on y ajouta l'acné punctata, qui n'en est qu'une simple variété; enfin Biett rangea dans cette classe de maladies, sous le nom d'*acné sebacea*, une affection qui avait été décrite par Alibert sous le nom de *dartre humide*, et par Willan sous celui d'*ichthyose de la face*.

Cette affection, qu'on peut regarder comme une hypersécrétion des follicules sébacés, affecte généralement une marche chronique; elle occupe ordinairement peu d'espace à son début. La partie malade paraît huileuse, sans changement de couleur, douleur, ni prurit; bientôt l'excitation des follicules augmente, ainsi que la sécrétion qui en est la conséquence; le liquide, abondamment versé, séjourne, prend de la consistance, et forme enfin une couche squameuse plus ou moins large, molle, peu adhérente dans les premiers jours, et s'enlevant avec assez de facilité. Cette couche, de couleur jaune grisâtre ou brune, tombe quelquefois d'elle-même pendant les fortes chaleurs, lorsqu'elle a été soulevée par la sueur, mais elle est remplacée aussitôt par une nouvelle qui présente les mêmes caractères. La peau sous-jacente est un peu rouge, les ouvertures des follicules paraissent dilatées, et quelquefois obstruées par la matière concrétée.

Son caractère est parfois très-rebelle, surtout lorsqu'elle siége sur le nez; les squames accumulées prennent alors une teinte noirâtre qui par son aspect singulier explique les méprises de quelques praticiens; l'inflammation peut être portée assez loin pour produire une sécrétion séro-purulente analogue à celle des vésicules de l'eczéma. Cependant elle envahit rarement les tissus de l'enveloppe tégumentaire, c'est-à-dire qu'on ne voit presque jamais, même dans les cas les plus graves, quelques-unes des lésions que produisent les autres acnés.

Sa durée est très-variable: on l'a vue se modifier dans quelques septénaires, et, dans d'autres cas, résister pendant des années à toute espèce de traitement.

Son siége est ordinairement à la face et dans les régions abondamment pourvues de follicules sébacés. Elle peut envahir tous les follicules de la peau.

On l'a confondue avec différentes affections, avec le *noli me tangere*, à cause de ses croûtes noirâtres, mais toute erreur cesse à la chute des croûtes; avec l'ichthyose, à cause de ses écailles. Mais ici la différence est très-sensible: les écailles de l'acné sont simplement appliquées sur la peau à laquelle elles adhèrent, tandis que celles de l'ichthyose sont implantées dans le derme, dont elles paraissent être des prolongements.

Les causes de cette maladie sont très-obscures; elle affecte généralement les sujets lymphatiques, à peau fine et blanche ; on l'a vue se développer chez les femmes à la suite des couches. Biett cite un cas où elle fut produite par la répercussion d'un rhumatisme, certaines conditions atmosphériques. Ainsi Biett cite un autre cas dans lequel, à la suite d'un froid violent, le visage se gonfla pendant deux jours, puis se couvrit d'une couche onctueuse, qui se concreta en forme de masque. Enfin les passions violentes, la mauvaise alimentation, l'abus des liqueurs alcooliques, sont autant de causes prédisposantes.

Le traitement en est très-simple. Biett a employé avec succès des douches de vapeurs dirigées pendant quinze ou vingt minutes sur les parties malades. Sous l'influence de cette médication, les squames se ramollissaient et se détachaient avec facilité ; les suivantes, plus légères, s'enlevaient d'elles-mêmes ; ensuite quelques lotions narcotiques, rendues styptiques par le sulfate d'alumine, ou quelques acides végétaux, achevaient la résolution complète. Les purgatifs et les drastiques doivent être bannis ; quelques laxatifs secondent assez bien les autres moyens, dans quelques cas, chez des sujets forts et robustes chez lesquels il existe une congestion marquée vers la tête. Les bains sulfureux, surtout les eaux minérales de Barèges, de Cauterets, d'Enghien, d'Aix en Savoie, ont été quelquefois utiles.

II.

Dans quel sens et comment surviennent les luxations de la rotule ? Quels en sont les signes et le traitement ?

Les luxations de la rotule dépendent de plusieurs causes : elles peuvent être congénitales ou spontanées ; mais, dans ces deux cas, comme elles ne sont que symptomatiques d'affections plus graves, je les laisserai de côté pour ne m'occuper que de celles qui sont dues à une violence extérieure, ou à l'action musculaire.

Celles dont nous avons à parler ici offrent de nombreuses variétés; aussi ont-elles été classées de différentes manières par les auteurs qui les ont observées. Leur rareté explique suffisamment le silence des anciens. Galien, Haly Abbas, Avicenne, et tous les arabistes, en ont dit peu de chose; il faut arriver à A. Paré pour trouver les premières notions précises sur ce genre d'affections. Il en admit quatre espèces : une en haut, une en bas, une en dehors, et une en dedans. Verduc et Platner les nièrent; Heister les adopta; J.-L. Petit ne traita que des incomplètes; B. Bell en admit deux en dehors, et deux en dedans, complètes et incomplètes, mais sans en faire la différence bien précise. Valentin, le premier, donna quelques faits; A. Cooper en décrit trois espèces, une en haut, et deux latérales; enfin Boyer traite des quatre variétés déjà admises, rejetant comme impossibles les luxations verticales. Ces dernières ont pris place dans la science aujourd'hui, grâce à des faits authentiques et bien observés; aussi s'accorde-t-on généralement pour adopter les cinq variétés suivantes :

Luxation complète en dehors;
Luxation complète en dedans;
Luxation incomplète en dehors;
Luxation incomplète en dedans;
Luxation de champ.

Nous laissons de côté les prétendues luxations en bas, qui n'existent pas; les luxations en haut, connues sous le nom de *rupture du ligament rotulien;* les cas où la rotule se luxe dans les déplacements du tibia sur le fémur; les cas enfin où la rotule est retournée sens dessus dessous, lésion sur laquelle Hévin et Chélius ont dit quelques mots, et dont l'authenticité est bien loin d'être incontestable : et son existence serait-elle démontrée, la luxation de la rotule ne serait ici qu'une simple complication d'un désordre considérable; car il faudrait, pour qu'un pareil renversement pût s'effectuer, une déchirure complète de la capsule, et un décollement des muscles porté très-haut.

Avant de commencer l'histoire de ces luxations, je vais entrer dans quelques détails sur l'anatomie de l'articulation rotulienne.

L'articulation de la rotule avec le fémur diffère de toutes les autres articulations régulières du corps humain. Développée au centre d'un tendon large et épais, la rotule est maintenue dans sa position, en bas, par la terminaison de ce tendon même, en haut, par le triceps fémoral. On ne trouve de ligaments proprement dits que sur les côtés. Sa forme est triangulaire, à sommet inférieur; sa face postérieure est seule articulaire, encore ne l'est-elle pas toute; le tiers inférieur à peu près n'est pas encroûté de cartilage. La portion articulaire offre généralement 3 centimètres de hauteur sur 4 de largeur. D'après les auteurs, cette surface est divisée en deux parties par une saillie verticale. Sabatier et Boyer supposent la facette externe plus large et plus profonde que l'interne, et ils expliquent cette différence par l'élévation et la largeur plus considérable du bord externe de la poulie cartilagineuse du fémur; M. Cloquet donne, au contraire, plus d'étendue et de profondeur à la facette interne. Ces assertions, bien que contradictoires, supposent néanmoins les deux facettes concaves; cependant M. Malgaigne n'a pu constater qu'une fois cette double concavité sur plus de trente sujets. Généralement la facette externe est seule concave; quant à l'interne, elle est divisée elle-même en deux parties par une saillie verticale. Ainsi donc, nous trouvons dans la rotule trois facettes, dont la moyenne seule s'applique directement sur la partie articulaire du fémur. L'étendue de ces facettes va en diminuant de dehors en dedans. Ainsi, l'externe, plus petite que l'interne des auteurs, est plus grande que la moyenne; et cette dernière offre des dimensions plus considérables que l'interne proprement dite. Celle-ci, dans l'extension ou même dans la flexion, s'écarte assez du fémur pour que le bord interne s'élève de plusieurs lignes.

Quant à la surface articulaire du fémur, elle n'est point limitée à la partie encroûtée de cartilage diarthrodial. La synoviale dont elle est revêtue s'étend à 2 pouces au-dessus de la portion cartilagineuse, et sur les côtés, jusqu'aux tubérosités du fémur; de sorte que dans l'extension complète la rotule ne repose qu'en partie sur les condyles: elle est à peu près entièrement appliquée sur une gouttière verticale que M. Malgaigne a proposé d'appeler le creux sus-condylien, et n'est en rapport avec les cartilages diarthrodiaux que dans une étendue de 1 centimètre en dedans et de près de 2 en dehors. Nous voyons d'après cela que la portion cartilagineuse du condyle externe est plus considérable que celle de l'interne; la saillie de celui-ci est aussi moins prononcée, circonstance qui, jointe à l'élévation du bord interne de la rotule, peut servir à expliquer la fréquence des déplacements en dehors, la partie interne offrant plus de prise aux violences extérieures.

La poulie articulaire, lisse et peu profonde à sa partie supérieure, offre à peu près 3 centimètres de largeur. En la suivant de haut en bas, on la voit s'élargir, et tout à fait à la partie inférieure, les condyles s'écartent assez pour laisser entre eux un intervalle de plus de 8 centimètres. Cet espace correspond aux condyles du tibia, et à la rotule, qui n'en occupe que le centre, dans lequel elle s'enfonce profondément dans la flexion forcée. M. Malgaigne a remarqué qu'alors la facette interne vient s'appliquer sur une petite facette qui lui correspond sur le condyle interne du fémur.

La rotule parcourt un espace de plus de 8 centimètres du plus haut degré de flexion au plus haut degré d'extension; seulement à la demi-flexion, elle est déjà si bien enclavée entre les condyles, qu'elle est inaccessible à tous les chocs extérieurs qui tendraient à la déplacer; mais en produisant l'extension, on la voit s'élever sur des surfaces qui, plus planes, offrent moins d'obstacles aux causes de déplacement.

La rotule est fixée, dans sa position, par plusieurs attaches; au tibia, par le ligament rotulien et en partie par la capsule articulaire; au fémur, par le triceps, la capsule et un ligament particulier; enfin à l'os iliaque, par le droit antérieur; la largeur du ligament rotulien inséré à la tubérosité du tibia est de 5 ou 6 centimètres ; poussée plus loin, elle devient cause prédisposante des luxations spontanées et des nombreuses récidives qui suivent les luxations accidentelles. La capsule qui enveloppe tout le genou est attachée au tendon rotulien et aux côtés de la rotule, au tibia, aux tubérosités du fémur et aux aponévroses des muscles fémoraux avec lesquelles elle se confond. Les fibres qui la composent, allant dans toutes les directions, en forment un tissu inextricable.

La capsule est d'une ampleur suffisante pour permettre des mouvements assez étendus ; cependant, dans une articulation normale, ils ne peuvent jamais être portés au point de permettre même la luxation incomplète.

Ainsi donc, toute luxation suppose une déchirure de la capsule : qu'on pousse, par exemple, la rotule en dehors, la capsule opposera d'abord une résistance en dedans, puisqu'elle est étendue autant que possible sur le condyle interne ; et en dehors, parce qu'elle est arrivée à un très-haut degré de tension, tiraillée qu'elle est par l'arête externe de la rotule ; mais la tension étant plus grande à la partie interne, c'est là où généralement la rupture aura lieu. Sous la capsule, on distingue encore quelques fibres éparses dont la direction n'est pas constante, et parmi elles un faisceau que M. Cruveilhier a décrit le premier, qui de la tubérosité fémorale externe va s'insérer au bord de la rotule.

Quant aux muscles, le droit antérieur tire la rotule directement en haut ; enfin, le triceps se divise en plusieurs centres de mouvement, dont l'externe est le plus puissant, circonstance qui tendrait à favoriser la luxation en dehors.

Luxation complète en dehors.

Les signes de cette variété sont faciles à saisir. La rotule est placée presque de champ, appliquée contre la face externe du condyle externe, sa face antérieure regardant en dehors, son bord interne faisant saillie sous la peau ; l'axe de l'os n'est cependant pas parallèle à celle du fémur; mais elle est un peu oblique, de manière que la base est retenue un peu en avant, tandis que la pointe est inclinée en bas et en arrière. Les muscles rotuliens, et surtout le vaste interne, font sous la peau une saillie oblique en bas et en dehors; le ligament rotulien en forme une en sens contraire, c'est-à-dire en bas et en dedans. La jambe qui a exécuté un mouvement de rotation en dehors est plus ou moins fléchie, sans cependant aller plus loin que la demi-flexion. Le genou a perdu sa forme normale, la saillie rotulienne se trouve remplacée par une dépression à travers laquelle on peut sentir facilement la poulie inter-condylienne.

Si la rotule pouvait être libre d'agir dans cette position accidentelle, les muscles fémoraux tendraient à imprimer au tibia un triple mouvement de rotation en dehors, d'abduction et d'extension; car ils ne sont pas devenus fléchisseurs de la jambe, d'extenseurs qu'ils étaient auparavant, comme l'ont pensé certains auteurs; il faudrait, pour que cela eût lieu, que la rotule fût placée en arrière de l'axe du fémur, et elle se trouve, au contraire, bien plus rapprochée de la partie antérieure que de la partie postérieure de cet os.

Quelques auteurs, et entre autres Béclard et M. Blandin, semblent croire que la légère flexion de la jambe diminue la tension des muscles. M. Malgaigne soutient le contraire, et il appuie son opinion de l'expérience suivante : si du sommet du condyle externe on fait descendre un ruban jusqu'à la tubérosité du tibia, point d'insertion du ligament rotulien, la longueur de ce ruban sera moindre dans l'extension que dans la flexion.

Maintenant, quel est le mécanisme de cette luxation? Faut-il que la jambe soit étendue ou fléchie? Bien que l'extension paraisse plus favorable, les faits démontrent qu'une légère flexion n'est pas un obstacle insurmontable. Boyer soutient la première de ces opinions, regardant comme condition essentielle le relâchement des attaches de la rotule qui lui permet de céder plus facilement à l'action des chocs extérieurs. M. Vidal (de Cassis) partage cette idée. A. Cooper donne, pour circonstance prédisposante, la rotation du pied en dehors et du genou en

dedans dans une chute. Pour que la luxation ait lieu, dit M. Chrétien, il
faut qu'elle se fasse quand la jambe est fléchie, avant le retour complet
de l'extension : autrement, la rotule cessant d'être pressée sur le fémur,
la luxation serait impossible; mais si la luxation se fait avant l'extension complète, la jambe doit nécessairement rester fléchie.

Fournier-Pescay donne une autre explication : Il n'y a, dit-il, que
les personnes dont les genoux sont portés en dedans, et chez lesquelles
le ligament rotulien est long et peu résistant, qui soient exposées à
l'accident dont il s'agit. Voici quel est, dans ce cas, le mécanisme de
la luxation : la rotule, pressée par l'action de ses muscles contre la
surface osseuse que lui présentent les condyles du fémur, au lieu de
se porter directement en haut et d'entraîner le tibia dans l'extension,
glisse, au contraire, en dehors sur le plan incliné qui résulte de l'a-
platissement du condyle externe : elle se trouve alors privée de point
d'appui; son ligament est contourné, et ses muscles, d'extenseurs qu'ils
étaient, sont devenus fléchisseurs de la jambe, parce que la ligne de
leur action ne passe pas devant l'articulation, mais bien en arrière de
l'axe vertical de celle-ci. D'après cette explication, les femmes y seraient beaucoup plus sujettes que les hommes, ce que l'observation
n'a pas encore démontré.

Cette luxation est très-rare, d'après Boyer, parce qu'il faut, pour
la produire, une force excessive; cependant, dans les faits connus, la
violence n'a pas été extraordinaire : les causes en sont ordinairement
une chute sur le genou, ou un choc sur la partie interne de la rotule;
quant à l'action musculaire, elle est très-rarement suffisante, car voilà
le seul exemple que nous avons pu trouver.

Luxation complète en dehors par l'action musculaire, par M. Chrétien.

Le 12 juillet 1817, à huit heures du matin, on vint me chercher
pour visiter le nommé Bastien, fusilier à la légion de Maine-et-Loire,
qui s'était, dit-on, démanché la jambe en faisant des armes. Arrivé à
la salle d'armes un quart d'heure après l'accident, je trouvai Bastien
assis sur le sol, ayant la jambe droite étendue, la gauche à demi flé-

chie, croisant la première et reposant sur elle. Il maintenait le membre malade dans cette position avec les deux mains; la droite était placée à la partie inférieure de la jambe, la gauche sur le genou qu'elle pressait, afin de diminuer la douleur très-vive qui s'y faisait sentir, et dont la physionomie présentait l'expression. Ayant relevé son pantalon, Bastien me montra son genou gauche, que le déplacement complet de la rotule en dehors rendait excessivement difforme. La saillie considérable que faisait cet os, placé à la partie de la tubérosité antérieure du condyle externe du fémur, l'enfoncement que l'on remarquait à sa place ordinaire, et au milieu duquel se distinguait la poulie articulaire, ces faits, dis-je, ajoutés au récit du malade, qui m'apprit qu'au moment où il voulut étendre la jambe, qui se trouvait légèrement fléchie, afin de corriger une position que le maître d'armes trouvait mauvaise, il entendit un bruit dans son genou, y ressentit en même temps une douleur si vive, qu'elle entraîna sa chute, suffisaient pour m'éclairer sur le diagnostic de la maladie, de manière à rendre, pour le chirurgien, toute méprise impossible.

Craignant de rencontrer beaucoup de difficultés pour obtenir la réduction, je voulus faire transporter le malade sur un lit; mais la douleur était si forte, qu'elle rendait le moindre mouvement impossible. Je tentai et opérai la réduction de la manière suivante :

Saisissant de la main gauche la partie inférieure de la jambe correspondant à la maladie, je la ramenai doucement à l'extension, non sans augmenter beaucoup la douleur, et continuai à la lever jusqu'à une moyenne flexion de la cuisse sur le bassin. Cette manœuvre relâcha un peu les muscles iléo-rotulien et trifémoro-rotulien, et spécialement la partie interne de celui-ci. Portant alors la main droite sur le côté externe du genou, de sorte que sa paume répondît au bord externe de la rotule, devenu postérieur par le déplacement, je poussai celle-ci d'abord en avant, ensuite en dedans. Un bruit qui a été entendu du malade et de plusieurs spectateurs, la grande diminution de la douleur, la conformation ordinaire du genou, le rétablissement des

mouvements d'extension et de flexion, annoncèrent la réduction obtenue, contre mon attente, à la première tentative.

Des compresses trempées dans un mélange d'alcool et d'eau furent
appliquées et maintenues sur le genou par quelques tours de bande.
Le malade, transporté sur son lit, fut envoyé, deux heures après, à
l'hôpital civil et militaire d'Arras où la légion était en garnison : il en
est sorti au bout de dix ou douze jours sans avoir éprouvé d'accidents;
car on ne peut donner ce nom au gonflement médiocre qui fut la
suite inévitable de la distension éprouvée par les parties.

M. Chrétien ajoute que, dans la marche forcée, le genou gauche est
le premier fatigué, et qu'il s'infiltre très-facilement : aussi Bastien,
s'apercevant qu'il était menacé d'une récidive, a été obligé de renon-
cer à l'escrime et à la danse.

Un fait que nous avions oublié de mentionner, et qui se rencontre
dans toutes ces variétés de luxations, c'est la vive douleur éprouvée
au moment de l'accident, assez forte, comme nous venons de le voir,
pour renverser le malade, douleur exaspérée par le moindre mouvement, mais que la réduction fait cesser presque de suite. Elle peut
manquer cependant : Dupuytren en a vu un cas dans lequel le blessé,
qui était un enfant de quatorze ans, a pu se relever et regagner sa
demeure, qui était distante d'une demi-lieue.

La flexion de la jambe dans le déplacement complet, que nous avons
donnée comme une loi générale, n'est pas sans exception ; voici un cas
trouvé par M. Pigné dans les papiers de Dupuytren, dans lequel la
jambe était étendue.

Luxation de la rotule droite en dehors avec extension de la jambe.

Dozein (Pauline), âgée de vingt-sept ans, se disposait à traverser
le ruisseau de la rue de la Juiverie, quand elle se trouva gagnée de
vitesse par une voiture qu'elle ne croyait pas si près d'elle : pour ne pas
être renversée par les chevaux, elle fit brusquement un saut en arrière
et de côté. Pendant la contraction très-énergique des muscles exten-

seurs de la jambe, et à la faveur d'une dépression anormale qui existait à la partie supérieure de la poulie articulaire, la rotule abandonna
ses rapports naturels avec cette poulie; elle se porta en dehors du
condyle externe qui était le siége de la dépression : la malade éprouva
une douleur très-vive dans le genou; elle tomba et resta quelque
temps évanouie.

A cause du voisinage, on vint chercher à l'Hôtel-Dieu l'interne de
garde: il trouva le genou déformé; la jambe était dans l'extension, et
ne pouvait être ramenée à la flexion sur la cuisse. Dans toute l'étendue du lieu occupé ordinairement par la rotule il existait un enfoncement considérable qui permettait de sentir toute la poulie articulaire
du fémur; le bord interne de cette poulie était très-sensible dans les
téguments; sur son bord externe on voyait une saillie très-prononcée,
due à la situation anormale de la rotule. Le bord interne de cet os
était tourné en devant; sa face externe ou antérieure était tournée en
dehors; sa face postérieure l'était, au contraire, en dedans : elle était
appliquée contre la face externe de la tubérosité externe du fémur. Le
tendon du muscle droit antérieur de la cuisse et le ligament inférieur
de la rotule étaient fortement tendus et déviés en dehors; la malade
ne pouvait marcher.

Ces divers symptômes ne permettaient point de méconnaître la nature de l'affection. Il était indiqué de réduire; on le fit sans difficulté.
On mit les muscles extenseurs de la jambe dans le relâchement, en
élevant fortement le talon pendant que la malade était couchée sur le
dos: on embrassa la partie externe du genou en appliquant une main
au-dessus, et l'autre au-dessous de la rotule; puis avec les deux
pouces on repoussa le bord externe de l'os, d'abord d'arrière en avant,
puis de dehors en dedans : dès que la rotule fut replacée, la douleur
cessa, et le membre recouvra la liberté de ses mouvements.

Il n'eût pas été prudent de laisser marcher la malade; elle n'aurait
pu le faire sans éprouver une vive douleur et sans s'exposer à la récidive: on la conduisit sur-le-champ à l'Hôtel-Dieu; on plaça le membre
sur un oreiller, de manière que la jambe fût dans une flexion modérée

sur la cuisse; on couvrit l'articulation de résolutifs. La malade avait ses règles : on ne pratiqua pas la saignée du bras; l'écoulement des menstrues se fit avec sa régularité accoutumée. Entrée le 27 juin, Dozein put quitter l'hôpital le 9 juillet; douze jours de repos, secondés par les applications résolutives, ont suffi pour procurer la guérison complète.

Le diagnostic de cette lésion ne présente pas de grandes difficultés, quel que soit, du reste, le désordre des parties molles et l'engorgement inflammatoire, suite inévitable d'une affection traumatique.

Nous allons donc passer à la description du procédé opératoire. Parmi les méthodes anciennement conseillées, celle de Valentin, signalée par des succès incontestables, est universellement adoptée aujourd'hui. Voilà en quoi elle consiste : relâcher les muscles autant que possible, en rapprochant leurs points d'insertion; pour cela, il suffit d'étendre fortement la jambe sur la cuisse, et de fléchir la cuisse sur le bassin pour relâcher le droit antérieur. On saisit donc la jambe aux malléoles ou sous le talon; on la soulève d'une main, tandis que de l'autre on presse sur le genou pour s'assurer de l'extension, puis on soulève le membre tout entier pour fléchir la cuisse sur le bassin, et alors on repousse la rotule d'arrière en avant, puis de dehors en dedans. Lorsque le chirurgien manque d'un aide pour soutenir le membre, il met le talon du malade sur son épaule, le soulève jusqu'à la flexion nécessaire, après quoi, ayant les deux mains libres, il peut agir facilement sur la rotule.

La réduction opérée, il faut envelopper le genou de compresses imbibées de liqueurs résolutives, maintenues par un bandage contentif; ensuite soumettre le malade à un traitement antiphlogistique en rapport avec sa constitution, prescrire par-dessus tout le repos absolu du membre, pour laisser aux ligaments tiraillés le temps de revenir sur eux-mêmes, et à la capsule déchirée, le temps de former une cicatrice solide. Les malades, débarrassés de la douleur, s'y soumettent difficilement; cependant il faut insister là-dessus, car, pour peu que les liga-

ments fussent lâches, la récidive ne tarderait pas à se reproduire, et
après deux ou trois déplacements consécutifs qui allongeraient peu à
peu les ligaments, le malade se trouverait affecté d'une luxation spontanée, qui, se reproduisant au moindre effort, nécessiterait l'application
continue d'un appareil. Quel que soit, du reste, le traitement prescrit
au malade, on doit toujours craindre la récidive, à moins que le sujet
n'ait les condyles du fémur plus saillants, et le ligament rotulien plus
court qu'il ne l'est généralement.

Luxation complète en dedans.

Ambroise Paré décrivit le premier cette luxation. Sur l'autorité de
ce grand nom, elle fut généralement admise; on donna comme symptôme le plus remarquable la saillie anormale de la rotule en dedans.
D'après J.-L. Petit, la cavité externe de la rotule occupe le condyle interne; d'après Léveillé, « une tumeur au-devant du condyle interne,
inclinaison en dehors de la face cutanée de la rotule dont le contour
interne se porte en avant. » Enfin, Monteggia lui donne la même symp-
tomatologie qu'à sa luxation en dehors, sans l'avoir jamais observée.
B. Bell, Callisen et Latta pensent qu'elle est plus commune que l'externe; mais ici l'observation leur donne un démenti formel, car la
science possède quelques cas de luxations en dehors, et jusqu'ici, ceux
de luxations en dedans sont si rares, que, malgré toutes ses recherches, M. Malgaigne n'en cite qu'un seul cas que voici, trouvé dans le
Musée anatomique de Walther.

Os femoris, patella et tibia lateris
sinistri fœminæ quadraginta aliquot an-
norum. A luxatione quæ in tenera ætate
accidit, patella situm magis obliquum
obtinuit; apex nimirum introrsum ver-
sus internum tibiæ condilum sibi fa-
ciem articularem paravit; basis extror-

Os de la cuisse, rotule et tibia d'une
femme de quarante ans environ. A la
suite d'une luxation survenue dans l'enfance, la rotule prit une position bien
plus oblique qu'à l'ordinaire : sans
doute le sommet de l'os, s'étant porté
vers le condyle interne du tibia, s'y

— 19 —

sum vergit; superficies posterior cum condylo interno femoris articulationem tantum init. Condylus externus femoris non potitus, sed asper est; hac prava ossis femoris, patellæ et tibiæ conformatione factum est, est crus cum femore sub angulo fere recto coherens extendi non potuerit.

creusa une face articulaire. La base est inclinée en dehors, la face postérieure s'articule seulement avec le condyle interne du fémur. Le condyle externe, dépoli, est devenu rugueux par cette mauvaise conformation du fémur, de la rotule et du tibia. Il arriva que la jambe, soudée presque à angle droit avec la cuisse, ne pouvait être étendue.

Voilà bien la luxation complète en dedans, avec ses deux caractères fondamentaux : inclinaison du sommet de la rotule en dedans, flexion de la jambe, même beaucoup plus prononcée que dans la luxation en dehors.

Les auteurs qui l'ont crue plus fréquente que celle en dehors, supposant la résistance des ligaments égale dans les deux sens, ont appuyé sans doute leur opinion sur la saillie antérieure du condyle interne, qui est bien moins proéminente que celle de l'externe. S'ils avaient bien examiné la rotule dans sa position normale, ils auraient vu combien son côté externe offre peu de prise aux causes luxantes, protégé qu'il est contre les violences extérieures par la saillie du condyle externe. La rareté des luxations incomplètes en dedans vient encore à l'appui de ce fait.

Quant aux signes de cette luxation, que l'absence de faits nous empêche de préciser, ils devraient être à peu près ceux-ci. La rotule est appliquée sur la face interne du condyle interne, non de champ, mais obliquement, à cause du développement du condyle interne en dedans et en bas. D'après M. Malgaigne, la position de la rotule, dans ce cas, devrait être oblique et même presque horizontale : la base de l'os serait entraînée en dehors, la pointe en dedans; les muscles rotuliens, et principalement le vaste externe, formeraient sous la peau une saillie oblique en bas et en dedans; le tendon rotulien en formerait une en sens contraire ; le membre plus ou moins fléchi serait dans le sens de la rotation en dedans; du reste, comme dans la luxation précédente, déformation du genou, contact facile de la poulie du fémur à travers la peau.

Les causes et le traitement sont les mêmes que dans la luxation complète en dehors.

Luxation incomplète en dehors.

L'étiologie de cette luxation est la même que celle du déplacement complet ; cependant, pour en bien comprendre le mécanisme, il faut, tout en alléguant le peu d'intensité du choc extérieur, admettre aussi une certaine résistance du côté de l'articulation. Ces deux causes réunies expliquent très-bien ce déplacement ; une seule ne suffirait pas toujours, car nous avons déjà vu, au sujet des luxations complètes, qu'elles avaient été quelquefois le résultat de chocs assez faibles, et même d'une simple contraction musculaire, comme dans l'observation de M. Chrétien.

Ici donc la résistance se trouvera dans les muscles et les ligaments. Pour comprendre la manière dont elle agit, dit M. Malgaigne, il faut établir d'abord que la rotule n'est chassée en dehors qu'en glissant sur la portion externe de la partie articulaire, et en se relevant fortement par son bord extérieur. Si, lorsque la portion capsulaire interne est brisée, et le bord interne de l'os arrivé au niveau de la ligne moyenne du fémur ; si, en ce moment, les muscles agissent brusquement, spasmodiquement, ils attireront la rotule en haut dans une position oblique ; son angle interne labourera ainsi le tissu adipeux qui recouvre le creux sus-condylien, et peut-être le tissu osseux lui-même, qui est tout spongieux dans ce point : il se creusera donc un sillon dans lequel il restera engagé comme un coin, et où la tuméfaction du tissu adipeux viendra l'affermir encore.

Nous trouvons donc, dans cette luxation, la rotule obliquement placée, regardant beaucoup plus en dedans qu'en avant par sa face antérieure, et beaucoup plus en dehors qu'en arrière par sa face articulaire. Sa facette moyenne, fortement relevée, ne touche plus le

condyle; sa facette interne est seule en contact avec lui ; elle est maintenue dans cette position par son angle interne, qui se trouve fixé
dans le creux sus-condylien, dans lequel il s'est creusé un sillon : c'est
là le principal obstacle à la réduction. Ici nous verrons échouer la
méthode de Valentin, si efficace dans les luxations complètes. Quant
aux signes extérieurs, le genou est déformé, le bord externe de la
rotule fait une saillie oblique en dehors, l'extension est un symptôme
à peu près constant; la flexion cependant n'est point impossible, ainsi
que le prouve l'observation suivante due à Monteggia.

Luxation incomplète en dehors, flexion de la jambe, réduction spontanée.

La luxation était survenue par une chute sur le genou. Le bord
externe de la rotule faisait saillie au-devant du condyle externe, et
le bord interne était enfoncé entre les condyles. La rotule, dans cette
position, se mouvait avec un craquement assez rude sur le condyle
externe, durant l'exploration que je faisais, principalement quand je
pressais sur la saillie du bord externe de l'os luxé; cette pression le
faisait un peu céder, et imprimait à la rotule comme un mouvement
de bascule. Tandis que je palpais ainsi le genou pour me mettre au
fait de la nature de l'accident, la malade se tenait assise, et la jambe
en demi-flexion. L'ayant ensuite fait déshabiller pour la mettre au lit,
il arriva que, ne pouvant s'y faire porter, parce qu'elle était trop
lourde, elle fut obligé de s'appuyer un moment sur la jambe étendue
et redressée, et dans ce moment elle sentit la rotule se mouvoir et
retourner à sa place; et, en effet, l'ayant examinée dès qu'elle fut au
lit, je trouvai la réduction accomplie.

Nous avons dit plus haut que cette luxation pouvait être le résultat
de l'action musculaire. Comment donc agissent les muscles ? C'est ici
une question que les auteurs ont résolue différemment. M. Robert
pense qu'il faut en chercher la raison dans le mécanisme de l'articulation elle-même: ainsi, d'après lui, la jambe formant avec la cuisse un
angle obtus rentrant en dedans, le ligament rotulien, qui est placé

suivant l'axe de la jambe, et la résultante de l'action des muscles triceps et droit antérieur, qui répond à l'axe de la cuisse, forment également un angle obtus; pendant la contraction, la rotule est portée
nécessairement plus ou moins en dehors. Supposons donc une contraction brusque chez un sujet dont les condyles fémoraux soient
étroits, où le ligament rotulien relâché, où la cambrure de la jambe
trop prononcée: la luxation semble pouvoir s'effectuer.

M. Malgaigne pense que, dans une articulation bien conformée, l'action des muscles agissant ainsi ne peut que porter la rotule en dehors,
mais jamais assez pour la luxer. Selon lui, au moment où la rotule,
cédant à l'action du vaste externe, se dirige en dehors, le droit antérieur, se contractant à son tour, l'entraine directement en haut, dans
le creux sus-condylien, où elle reste engagée. Tout en donnant cette
explication, M. Malgaigne avoue qu'il est certaines luxations dues à
l'action musculaire que nous sommes impuissants à expliquer.

On trouve dans les auteurs des cas de ces déplacements dans lesquels la réduction a été très-facile, et même spontanée; mais en les
examinant, on voit que ces praticiens avaient eu affaire à des récidives; et alors la laxité des ligaments explique très-bien cette facilité
de réduction, car, pour l'opérer, que faut-il faire ? Dégager la rotule
du creux sus-condylien, et pour cela la faire remonter au-dessus
de la gouttière sus-condylienne, mouvement qu'elle peut exécuter,
grâce à la laxité de ses attaches. Arrivée à ce point, son angle interne,
ne trouvant plus de point d'appui sur la surface dure et arrondie du
fémur, bascule, et la rotule reprend sa place ordinaire. Mais il n'en
est pas de même dans une articulation normale: ici la rotule, fortement enclavée, se refuse à toutes les tractions. Boyer, dans un cas
semblable, ne put réussir qu'à la troisième tentative par le procédé de
Valentin, méthode que M. Mayo a essayée inutilement dans le cas suivant.

Luxation incomplète en dehors; réduction par un procédé nouveau.

Une compagnie du 2ᵉ régiment des gardes était à l'exercice,

à l'école de cavalerie des Baraques, dans Regent's Parck : deux lignes opposées marchaient l'une contre l'autre, et les chevaux étaient au pas, lorsque à l'instant où les colonnes se croisaient, un soldat, piquant des deux, lança vivement son cheval en avant, et heurta de son genou gauche le genou droit du soldat qui se trouvait vis-à-vis. Ce dernier ne put continuer l'exercice : on le descendit de cheval, non sans de vives douleurs, et on trouva que la rotule était luxée.

La rotule reposait, par son bord interne, sur le condyle externe ; sa face antérieure était dirigée obliquement en avant et en dedans ; il n'y avait aucune tension des muscles de la cuisse ; toute tentative pour fléchir le genou développait de la douleur. M. Broughton, chirurgien du régiment, essaya de réduire la luxation par les procédés ordinaires, et, n'ayant pu réussir, il m'appela en consultation. Environ trois heures s'étaient écoulées depuis l'accident, lorsque nous vîmes le malade ensemble.

Nous fîmes des tentatives variées pour replacer la rotule. Le procédé sur lequel je comptais le plus était le suivant : le genou étant demi-fléchi, avec la paume de la main droite je poussai le bord externe et saillant de la rotule en arrière, de manière à diminuer l'obliquité de la direction de sa face antérieure ; alors, à un signal donné, les aides étendaient brusquement le genou, et, au moment de l'extension, profitant du relâchement complet de toutes les parties, je m'efforçais de repousser la rotule dans sa place ; mais ce moyen, tenté deux fois, ne réussit point.

Surpris des difficultés que je rencontrais, j'invitai M. Broughton à m'accompagner à mon amphithéâtre, pour pouvoir examiner, sur un membre disséqué, la nature des obstacles qui s'opposaient à la réduction. Un simple coup d'œil me fit voir la cause de nos insuccès, et le moyen de la surmonter. Je vis que le bord gauche de la rotule était couché dans une gouttière ou sillon situé parallèlement, et en arrière du bord du cartilage du condyle externe, et de l'importance de laquelle je ne m'étais point douté jusque-là. Cette gouttière est d'une profondeur variable ; chez les sujets qui ont les os épais, comme était

notre malade. Il est probable que cette gouttière est très-profonde,
et il était aisé de comprendre, dans cette hypothèse, l'impossibilité,
par des pressions exercées sur la rotule, de dégager cet os, retenu en
bas, comme il l'était nécessairement, et pressé dans la gouttière par
les ligaments qui n'étaient point déchirés, et par les téguments. En
même temps, il était évident que, si le genou pouvait être plié jusqu'à
l'extrême flexion, la rotule suivait nécessairement le tibia, le ligament
rotulien étant dans toute son intégrité, et non moins évident que la
rotule serait ainsi tirée verticalement hors de la gouttière, et dépas-
serait ses limites; alors on pouvait espérer qu'elle serait ramenée dans
sa position normale, et la luxation réduite par l'action du quadriceps
fémoral.

Nous retournâmes près de notre patient, et nous eûmes la satis-
faction d'éprouver à l'instant l'efficacité de cette méthode. Le genou
du soldat ne fut pas plutôt porté dans la flexion complète, que la
rotule retourna dans sa place avec un bruit sensible à l'oreille.

Mais les causes dont nous venons de parler ne sont pas les seules
qui produisent cette luxation; il en est une autre, signalée pour la
première fois par M. Guérin : c'est la rétraction musculaire. Elle
peut suffire seule en l'absence de tout autre, ainsi que
le prouve l'observation suivante, publiée par ce praticien dans la
Gazette des hôpitaux. Dans ce cas, la seule rétraction du vaste externe maintenait la rotule dans cette position anormale. M. Guérin,
pensant que c'était là le seul obstacle à la réduction, pratiqua la section sous-cutanée de ce muscle, et ramena facilement la rotule à sa
place. Il prescrivit l'emploi d'un bandage lacé à demeure, et cinq mois
après la cure était radicale. Il a obtenu un aussi heureux résultat
dans un cas de luxation complète en dehors, liée à une déviation considérable du genou en dedans, résultant de la combinaison du rachi-
tisme et de la rétraction des muscles et des ligaments de la région
externe du genou, par la section du ligament latéral externe et du
tendon du biceps. La section de ce muscle et de ce ligament, aidée de
l'action prolongée d'un appareil mécanique approprié, suffit pour

opérer au bout de quelque temps un redressement presque complet de la jambe; et par le seul fait de ce redressement, la rotule se trouva replacée à très-peu près dans ses rapports normaux.

Boyer pensait que cette luxation était plus fréquente que la luxation complète. Nous avons dit plus haut quelles étaient ses raisons pour parler ainsi; à ne consulter que les faits rapportés dans les annales de la science, cette opinion semble un peu hasardée. Ainsi Valentin avait vu trois cas de luxation complète, et n'avait jamais observé de déplacement incomplet.

Luxation incomplète en dedans.

Nous avons déjà vu, en traitant de l'anatomie de l'articulation rotulienne, que le cartilage diarthrodial est moins élevé sur le condyle interne que sur le condyle externe. Nous avons vu également que, des deux facettes articulaires de la rotule, l'externe seule était concave. La rotule, s'élevant presque tout entière au-dessus du cartilage, ce serait donc cette dernière facette qui viendrait toucher le fémur ou le bord interne de la gouttière sus-condylienne. Grâce à sa concavité, elle pourrait s'appliquer assez exactement sur cet os; alors elle tomberait trop obliquement sur lui pour se creuser un sillon, et ne pourrait se maintenir dans cette position vicieuse; et de plus, elle se trouve protégée contre les chocs extérieurs par la saillie du condyle externe. Ces deux raisons font comprendre facilement combien ce déplacement doit être rare; c'est ce que l'observation démontre clairement. Je n'ai pu trouver que les deux cas suivants. Le premier, que voici, a été communiqué à M. Malgaigne par M. Baumes, chirurgien en chef de l'hospice de l'Antiquaille à Lyon.

Il y a à peu près un an, une femme de vingt-cinq à trente ans tomba d'un peu haut sur ses pieds; près du terme de sa chute, elle fit un violent effort pour se redresser, et donna en même temps du genou droit contre un mur latéral; aussitôt, douleur très-forte dans cette partie, impossibilité de marcher. On conduit la malade à l'hôpital Guy. M. Key n'y était pas dans ce moment. L'interne en qui il témoigne une grande confiance reconnaît une luxation de la rotule en dedans ; il la réduit sans grande difficulté. M. Key ne vit la malade qu'après la réduction.

Cependant arrivent un engorgement inflammatoire, de la suppuration, de la fièvre, et la mort au bout de vingt-cinq à trente jours. M. Key fit l'autopsie et trouva une déchirure assez considérable de la partie du tendon du vaste externe qui s'attache en haut et en dehors de la rotule, ainsi que la capsule du même côté. Il s'assura que c'était bien une vraie déchirure et non pas une lésion qu'on pût attribuer à l'inflammation et à ses suites.

Ici nous trouvons déchirure, non-seulement de la capsule, mais encore d'une partie du tendon du vaste externe ; l'auteur a oublié de dire si la jambe était dans l'extension ou dans la flexion ; cependant il semble qu'elle devait être dans la première de ces positions, à en juger d'après ce qui a lieu dans les luxations incomplètes en dehors.

Le second fait cité par M. G. Mayo, a été publié dans la *Gazette médicale* de Londres ; il est encore plus concis que le premier.

Emma Wels, âgée de dix-huit ans, de bonne constitution, tombe sur le genou en descendant un escalier avec un baquet d'eau. Elle s'est frappée sur le côté externe du genou droit, et la rotule a été poussée en dedans. La luxation était incomplète ; elle s'est bientôt réduite par la seule action musculaire. Le membre était resté dans l'immobilité jusque-là. On a prescrit l'usage d'une genouillère pendant quelque temps. On sait que les luxations de la rotule en dedans sont fort rares. Il est regrettable que l'auteur n'ait pas décrit l'état des parties.

La facilité de la réduction, dans ces deux cas, vient à l'appui de ce que nous avons dit plus haut. On peut toujours alléguer qu'elle est due à la laxité des ligaments ; cependant la conformation anatomique des parties suffit pour l'expliquer. Boyer dit que cette luxation est moins rare que la luxation complète en dedans ; quant aux signes, ils sont les mêmes, d'après lui, que ceux du déplacement incomplet en

dehors, mais en sens inverse. Ici, comme nous l'avons dit plus haut, la
disposition anatomique des parties détruit toutes des hypothèses de ce
genre. *Nous en trouvons la preuve dans l'observation suivante.*

Quant au traitement, il ne semble pas devoir présenter les difficultés
que nous avons trouvées dans la luxation en dedans. Le procédé de
Valentin devra, dans ce cas, obtenir un succès à peu près assuré.

Luxations de champ.

Ces luxations, sur lesquelles Delpech, A. Cooper, S. Cooper, et
Chelius, ont gardé le silence, et que Boyer déclarait impossibles, peuvent prendre place aujourd'hui dans le cadre nosologique, grâce à un
certain nombre d'observations authentiques. De prime abord, elles
semblent n'être qu'une variété des luxations incomplètes ; mais elles
en diffèrent, en ce qu'elles se produisent également des deux côtés ;
jusqu'ici même, les cas de luxations verticales en dedans sont plus
nombreux que les cas de celles en dehors.

Les symptômes en sont faciles à saisir, soit, par exemple, l'externe.
Dans ce cas, la rotule présente sa face articulaire en dehors, sa face
cutanée en dedans ; son bord externe soulève la peau en avant ; son
bord interne est fiché entre les condyles. La luxation interne présente
les conditions inverses. Quant au diagnostic différentiel entre ces
deux déplacements, il peut bien présenter des difficultés dans quelques cas, mais elles sont bientôt levées par l'examen du ligament rotulien et du tendon des extenseurs. Ici l'extension absolue paraît plus
commune encore que dans les luxations incomplètes, et cela se con-
çoit facilement, la torsion des muscles étant plus grande, et leur contraction probablement plus forte.

La réduction en est généralement très-difficile, car le plus souvent
l'angle rotulien s'engrène solidement dans le tissu spongieux du
creux sus-condylien, dans lequel il s'est frayé une route, et de plus, la
portion de la capsule restée intacte, fortement tendue sur la rotule,
la maintient immobile dans sa position verticale. Cependant quelque-

fois la capsule est assez relâchée pour permettre à la rotule d'être simplement superposée sur la gouttière ; alors la réduction se fait avec facilité. Nous en trouvons la preuve dans l'observation suivante, due à M. Martin, de Lyon.

Luxation verticale externe produite par l'action musculaire ; réduction facile.

Mademoiselle de Bec-de-Lièvre, âgée de quinze ans, d'une moyenne stature, et ayant peu d'embonpoint, était arrivée au cinquième jour d'une rougeole bénigne, lorsque, le 20 février 1829, en se retournant dans son lit, et rapprochant sa jambe droite de la gauche, elle éprouva dans le genou droit une espèce de craquement, suivi bientôt d'une douleur violente qui lui fit pousser des cris aigus. Appelé pour lui donner des soins, M. Martin trouva le membre dans un état d'extension forcée, et le genou déformé par le déplacement de la rotule. Le bord interne de cet os était en contact avec la partie antérieure et moyenne de la poulie articulaire du fémur, et son bord externe faisait saillie en avant et au-dessus de la peau ; sa face postérieure était dirigée en dehors, et sa face antérieure en dedans ; le côté externe de l'articulation offrait une dépression dans laquelle trois doigts réunis pouvaient facilement se loger ; le côté interne présentait une saillie convexe, formée évidemment par une partie de la face antérieure de l'os déplacé. Tout le membre était porté dans le sens de l'abduction, et les muscles extenseurs se trouvaient violemment tendus ; le moindre changement dans la position du membre excitait de vives douleurs, et le toucher n'en produisait que sur le ligament inférieur de la rotule. Quoique la luxation existât depuis quatre heures, on n'observait ni engorgement, ni ecchymose dans l'articulation.

Pour réduire cette luxation, M. Martin fit fléchir la cuisse sur le ventre, afin de mettre les muscles extenseurs dans un état de relâchement ; puis il saisit fortement la rotule avec ses deux mains, et l'attirant à lui dans le sens de sa position vicieuse, il lui imprima un mouvement de bascule, et la fit rentrer dans sa position naturelle.

L'auteur observe en terminant que les ligaments étaient relâchés, et la rotule, petite et très-mobile, circonstances qui expliquent suffisamment cette facilité de réduction, laquelle peut exister même dans une articulation normale, comme dans le cas dont parle Rousselot dans sa *Dissertation sur les luxations de la rotule*. M. Malgaigne pense qu'ici la cause luxante n'est pas sans quelque influence, et qu'une luxation produite par l'action musculaire doit céder plus facilement aux efforts de réduction que celle qui est due à un choc extérieur.

Cette règle n'est point absolue; car nous lui trouvons une exception dans le cas suivant, communiqué par M. Lesteur à l'Athénée de Paris.

Luxation verticale interne par un choc extérieur. Réduction facile.

Mademoiselle A. N..., âgée de vingt ans, d'une bonne constitution, couchait habituellement avec une de ses sœurs plus jeune qu'elle. Cette dernière, voulant descendre du lit la première, frappa d'un coup de talon le genou de sa sœur qui restait couchée. Celle-ci avait la cuisse et la jambe dans la plus grande extension, afin de faciliter le passage à sa compagne. Dans cette position, les muscles attachés à la rotule facilitèrent par leur relâchement le déplacement de cet os, qui resta de champ dans une situation entièrement verticale.

M. Lesteur, appelé peu de temps après cet accident, trouva le bord interne de la rotule faisant une saillie dans toute sa largeur, soulevant sa peau et ses parties ligamenteuses dans une étendue proportionnée à son élévation, le bord appuyé de champ sur le milieu de l'articulation du genou, et reposant dans la coulisse du fémur; la peau était également déprimée des deux côtés, où elle offrait un enfoncement très-marqué; il n'était point survenu d'engorgement : la jeune personne était maigre, et on put distinguer sans peine la face externe de la rotule. Ce fut dans le sens de la situation naturelle que les mouvements furent dirigés pour opérer la réduction. M. Lesteur

éprouva la plus forte résistance de la part des muscles violemment
contractés. Il fit faire l'extension de la jambe sur la cuisse, fatigua
les muscles qui s'attachent à la rotule par un allongement soutenu
pendant quelque temps, et les mit dans le plus grand relâchement,
en même temps qu'il soulevait cet os, pour le dégager de la coulisse
du fémur. Rien ne s'opposa plus à la réduction, qui eut lieu de suite.
Comme il n'était survenu ni roideur, ni gonflement, aucun bandage
ne fut appliqué; dès le jour même, la malade eut la permission de
quitter son lit.

Nous voyons dans cette observation les muscles opposer une résistance énergique, et ne se laisser distendre que par des tractions long-
temps soutenues. Mais il n'en est pas toujours ainsi, car ils sont souvent presque sans influence : qu'on étende ou qu'on fléchisse la cuisse,
la difficulté reste la même. La rotule est fixée assez solidement par son
engrènement et par la portion de la capsule restée intacte pour résister
aux plus grands efforts. Ce fait est démontré d'une manière incontestable par le résultat obtenu par M. Wolf, médecin du corps royal des
cadets à Berlin. Dans une luxation verticale en dehors, il a pratiqué
la section en travers du tendon des extenseurs et du ligament rotulien, et il a vu la rotule, séparée de ses attaches tendineuses, rester
aussi immobile qu'auparavant. Eût-il mieux réussi en pratiquant des
incisions latérales sur la capsule ? Probablement. Cependant il est encore un autre obstacle à vaincre : l'engrènement de la rotule. C'est
contre lui que M. Cuynat a cru devoir diriger tous ses efforts, en agissant sur la rotule elle-même au moyen de l'élévatoire, et deux beaux
cas de succès sont venus lui prouver la justesse de ses prévisions. Voici
son procédé opératoire tel qu'il le décrit lui-même dans l'une de ses
observations : « L'opération consiste, dit-il, à inciser transversalement
les téguments de la partie interne du genou; puis, après les avoir iso-
lés de la capsule articulaire par la dissection, à ouvrir cette dernière
dans le fond du cul-de-sac, afin qu'il ne se trouve pas de parallélisme
entre son ouverture et celle de la peau. La capsule articulaire étant
divisée, il sortit de sa cavité un peu de synovie; alors, avec un éléva-

toire garni d'un linge fin, je dégageai la rotule de son enclavement. »
Enfin, M. Coze, médecin à Koursk, est parvenu à réduire une luxation
verticale interne par la flexion brusque de la jambe sur la cuisse, procédé
employé avec succès par M. H. Mayo dans un cas de luxation oblique.

Si nous passons en revue toutes les ressources de l'art dans ces luxations, nous trouvons d'abord l'ancienne méthode, qui consiste à relâcher
les muscles et à repousser l'os à sa place après avoir essayé préalable-
ment de le dégager de la gouttière dans laquelle il est fixé, procédé
employé avec succès par M. Martin. Dans le cas d'insuccès, essayer
de faire marcher le malade. Monteggia a vu s'effectuer par ce moyen
la réduction spontanée d'une luxation incomplète : puis la flexion
brusque de la jambe sur la cuisse, méthode que MM. H. Mayo et Coze
ont employée heureusement. Enfin l'opération de M. Cuynat, qu'on
ne devrait cependant employer qu'à la dernière extrémité, et même
rejeter dans les cas où l'articulation serait déjà enflammée, ou si la
constitution du sujet ne présentait pas assez de garanties, M. Bégin vou-
drait qu'elle ne fût pratiquée que lorsqu'on aurait à redouter l'anky-
lose du membre. Il est inutile de parler de l'opération de M. Wolf, et de
celle conseillée par Manne, qui consiste dans l'ablation de la rotule.
Enfin, dans les cas où ces moyens seraient inutiles ou impraticables,
il ne faut pas désespérer de la réduction, mais attendre un moment favorable pour renouveler des tentatives jusque-là infructueuses. On
trouve, dans les *Instituzzioni* de Monteggia, l'histoire d'une luxation de
ce genre qui fut reduite par le malade lui-même trois semaines après
l'accident, la réduction n'ayant pu être obtenue de suite, à cause de
la tuméfaction des parties molles. Enfin, dans le cas où toutes les tentatives seraient inutiles, quel devrait être le résultat de ces lésions ?
Boyer pense qu'elles sont peu dangereuses par elles-mêmes, à part
les désordres causés dans l'articulation, et les suites qu'ils peuvent entraîner. Il avoue n'en avoir jamais vu, et ajoute : Il est probable que la flexion de la jambe serait extrêmement gênée, et que le
genou perdrait une partie de sa force, ce qui nuirait sans doute beau-

coup à la progression. C'est aussi ce que nous trouvons dans les deux observations communiquées à M. Malgaigne par Dupuytren.

Monteggia parle même d'un cas de luxation complète en dehors qui ne produisait aucune incommodité remarquable, à part la déformation du genou.

––––––––––

III.

Comment les globules du sang des mammifères, des oiseaux, des reptiles et des poissons, se comportent-ils sous le microscope avec l'eau pure, l'eau salée ou sucrée, l'acide acétique, l'ammoniaque, l'acide nitrique et le carbonate de soude?

Ne m'étant point occupé moi-même d'observations microscopiques, je crois ne pouvoir mieux répondre à cette question qu'en donnant ici le résultat des savantes recherches de M. le docteur Donné, qu'il a eu l'obligeance de me communiquer.

Vus au microscope, les globules du sang des mammifères se présentent sous la forme lenticulaire; ceux des oiseaux, des reptiles et des poissons, paraissent ovales et aplatis.

Avec l'eau ordinaire, les premiers deviennent sphériques, et les seconds ovoïdes, après quoi ils se dissolvent.

L'eau sucrée ou salée ne les déforme pas sensiblement, et ne les dissout pas.

L'acide acétique dissout instantanément les globules des mammifères, et ne dissout que l'enveloppe de ceux des autres classes.

L'ammoniaque les dissout tous instantanément.

L'acide nitrique n'en dissout aucun; il se comporte avec eux comme avec l'albumine, c'est-à-dire qu'il les coagule.

Le carbonate de soude ne les dissout pas, mais les rend visqueux et filants.

IV.

Etablir s'il existe quelque rapport entre la concordance des caractères botaniques et les propriétés médicales des végétaux.

Ces rapports existent généralement : dans le plus grand nombre de familles, on trouve tous les individus d'une même espèce jouissant essentiellement des mêmes propriétés médicales, toutes les espèces d'un même genre possédant des vertus analogues, assez souvent même tous les genres d'une même famille participant aux mêmes propriétés ; ainsi nous rencontrons ces rapports dans les labiées, les crucifères, les graminées, les malvacées, les conifères, les liliacées, les renonculacées, les polygonées, les rutacées, les convolvulacées, etc.

Nous trouvons aussi quelques exceptions à cette loi générale, dans des familles tout aussi naturelles que les précédentes, quant aux caractères botaniques, telles que les euphorbiacées, les légumineuses, les solanées, les térébinthacées, les urticées, les ombellifères, etc.

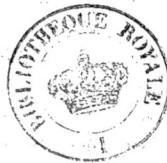

www.ingramcontent.com/pod-product-compliance
Lightning Source LLC
Chambersburg PA
CBHW070747210326
41520CB00016B/4615